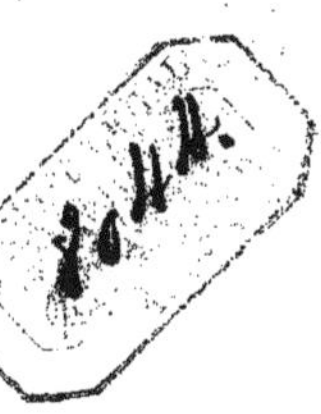

RECHERCHES

SUR LA

RÉSECTION DES OS DU PIED,

PAR

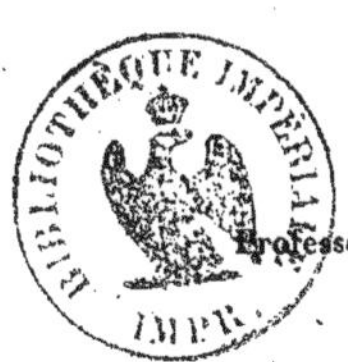

ALFRED THOMAS,

Docteur en Médecine,
Professeur à l'École préparatoire de Médecine de Reims,
ex-Interne des Hôpitaux de Paris.

PARIS.

RIGNOUX, IMPRIMEUR DE LA FACULTÉ DE MÉDECINE,
rue Monsieur-le-Prince, 31.

1853

A M. HENNEQUIN,

Médecin en Chef de l'hôtel-Dieu de Reims.

A M. LANDOUZY,

Directeur de l'École préparatoire de Médecine de Reims.

RECHERCHES

SUR

LA RÉSECTION DES OS DU PIED.

Lorsqu'une affection chronique des os du pied est reconnue incurable par les moyens médicaux, et que, pour obvier aux désordres qu'elle produit, l'instrument tranchant est appelé à faire justice de la maladie, le chirurgien doit régler sa conduite sur cette considération, qu'il faut donner la préférence à la méthode opératoire qui entraîne le moins d'accidents immédiats, et qui retranche le moins des usages auxquels le pied est destiné, ou qui permette d'y suppléer le plus facilement possible. C'est en envisageant les choses à ce double point de vue, qu'actuellement on fait la désarticulation tarso-métatarsienne, quand les os du tarse sont sains; qu'on pratique la désarticulation médio-tarsienne, quand les os de la rangée antérieure du tarse sont seuls atteints par le mal; que M. Malgaigne a mis en honneur, dans ces derniers temps, la désarticulation sous-astragalienne, quand l'astragale a conservé toute son intégrité, et enfin qu'on préfère l'amputation du pied à l'amputation sus-malléolaire, quand l'extrémité inférieure du tibia est parfaitement normale. Qui ne voit dans l'adoption successive de ces diverses méthodes de traitement le développement régulier d'une idée éminemment conservatrice?

Je veux, dans cet opuscule, plaider la cause d'une méthode opératoire issue, comme les précédentes, de ce grand principe de conservation dont l'adoption fait l'honneur de la chirurgie moderne, et que je leur crois préférable ; en d'autres termes, je veux essayer de démontrer que dans les cas qui nécessitent d'habitude l'une ou l'autre des amputations partielles du pied, il vaudrait mieux pratiquer la résection, c'est-à-dire l'ablation pure et simple des os malades. Rapportons d'abord les observations qui font la base de ce travail.

OBSERVATION.

Kirchner, quarante-sept ans, couchée au n° 5 de la salle Saint-Augustin, est entrée à l'hôpital de la Pitié le 29 novembre 1852.

Trois mois après une légère entorse du pied gauche, qui avait laissé à sa suite un peu de gonflement du pied et de la gêne dans les mouvements, cette femme accepta le service de frotteuse dans la maison où elle était employée comme domestique. Dès lors le gonflement du pied s'accrut rapidement, ainsi que la gêne des mouvements. Ces accidents étaient surtout prononcés le matin au réveil; la gêne disparaissait en grande partie pendant le jour. Des douleurs ne tardèrent pas à se faire sentir, sourdes d'abord, puis bientôt vives, aiguës, revenant à de courts intervalles. Bref la malade fut obligée de mettre un terme à ses occupations journalières.

Lors de son entrée à l'hôpital, on constate que le volume du pied gauche a augmenté. La peau proémine vers l'articulation des quatrième et troisième métatarsiens avec le tarse; elle est rouge, tendue, luisante. La pression excite de la douleur, et une fluctuation manifeste indique la présence en ce point d'une collection purulente. Un coup de lancette donne issue au pus. L'exploration du foyer avec un stylet fait reconnaître une carie de l'extrémité postérieure du quatrième métatarsien et de la portion correspondante du cuboïde. L'état général est bon, les fonctions digestives s'exécutent normalement. — Application de cataplasmes sur le pied; deux portions d'aliments.

Quinze jours plus tard, un nouveau foyer purulent apparaît sur le dos du pied ; on l'incise. Enfin, vers la fin de décembre, un troisième abcès se développe vers le bord interne du pied ; on l'ouvre, comme les précédents, au moyen de la lancette.

Voici maintenant les notes que j'ai recueillies sur l'état de cette malade dans la première semaine de janvier, date de mon entrée dans le service en qualité d'interne. Le dos du pied gauche présente l'ouverture de trois fistules à bords assez profondément déprimés ; la suppuration qui s'en écoule est séreuse, sanieuse ; elle renferme quelques grains osseux. Ces fistules sont situées l'une au niveau de l'articulation du quatrième métatarsien avec le cuboïde, les deux autres plus en dedans, l'une sur le milieu de la région dorsale du tarse, la dernière vers le bord interne du pied.

La fistule externe est la plus considérable. Un stylet introduit par cette fistule arrive directement sur ses surfaces osseuses crépitantes, et pénètre dans l'articulation du quatrième métatarsien avec le cuboïde. Il y a issue d'une certaine quantité de sang, comme cela se fait dans l'exploration des caries. L'examen des deux autres trajets fistuleux ne fait reconnaître la dénudation d'aucun des os auxquels ils correspondent ; leur trajet est dirigé vers le cuboïde, en sorte qu'on pourrait les croire dus à des fusées purulentes venues de la même source que la suppuration qui s'écoule par la fistule externe. Les douleurs qui existent spontanément, et qu'on développe par la pression au niveau des cunéiformes et du scaphoïde, ne permettent cependant pas de penser que ces os soient sains ; seulement on peut supposer que la suppuration qu'ils fournissent se rend dans un foyer commun aux trois fistules.

La face dorsale du tarse est gonflée, elle est le siége d'un empâtement notable, et présente une rougeur diffuse assez prononcée ; il y a mobilité transversale assez considérable de l'articulation médio-tarsienne. La malade, dont la constitution est légèrement délabrée, offre un tempérament lymphatique marqué ; elle a maigri depuis le début de son affection. L'appétit est bon; pas de diarrhée, pas de toux.

Pendant plusieurs mois, l'état que je viens de mentionner resta à peu près le même, la suppuration ne devint pas plus considérable; les douleurs, offrant çà et là quelques exacerbations, ne présentèrent pas cependant de caractère inquiétant. Ce qu'il y a surtout d'important à noter, c'est qu'elles n'apparurent pas en de nouveaux points; leur siége fut toujours celui qu'elles occupaient dès le mois de janvier. On pouvait donc croire, au mois de juin, l'affection parfaitement limitée; il était permis de ne pas être complétement édifié sur les limites exactes du mal; mais, d'après les symptômes existants à cette époque, d'après la marche de la maladie, on pouvait assurer que la carie ne dépassait pas, en arrière, l'articulation médio-tarsienne, et même que cette articulation était saine. Il y avait bien, comme je l'ai indiqué précédemment, mobilité transversale considérable à ce niveau; mais cette mobilité existait au début de l'affection, en sorte qu'en la rapportant à une altération des articulations scaphoïdo-astragalienne et cuboïdo-calcanéenne, il fallait de toute évidence croire que le calcanéum et l'astragale avaient été atteints, sinon en même temps que le cuboïde, du moins très-peu après. Or l'existence d'une inflammation sous-dermique au voisinage des articulations suffit pour y développer, malgré leur intégrité, une mobilité anormale sensible. La présence de panaris nombreux dans les salles a fourni à M. Laugier l'occasion de signaler ce fait aux élèves. D'ailleurs la pression de l'astragale, la pression du calcanéum, ne développaient aucune douleur; ces os n'avaient jamais été le siége de douleurs spontanées. La mobilité transversale de l'articulation médio-tarsienne tenait donc, dans ce cas, à l'état inflammatoire des parties molles circonvoisines. Sur ces entrefaites, l'état général prit des caractères plus alarmants que par le passé; une diarrhée colliquative apparut, en même temps que de la toux; il y eut un amaigrissement rapide, un léger mouvement fébrile vers le soir; l'appétit se perdit. Évidemment les forces de la malade étaient vaincues; l'heure d'intervenir était venue pour le chirurgien.

La malade une fois plongée dans le sommeil anesthésique, M. le professeur Laugier pratiqua l'opération suivante :

Une incision longitudinale fut faite sur le dos du pied, allant du bord postéro-supérieur du cuboïde jusqu'à la partie moyenne du quatrième métatarsien. Le cuboïde, ainsi mis à nu, fut facilement extrait, ainsi que le quatrième métatarsien; il a presque suffi pour cela de les saisir avec la pince ordinaire. Le doigt porté dans la plaie reconnut que les deux cunéiformes externes étaient réduits en fragments libres dans le foyer; que le premier cunéiforme et le scaphoïde étaient en grande partie cariés, et qu'il y avait aussi maladie de l'extrémité postérieure des quatrième, troisième et deuxième métatarsiens. Grâce à l'absence du cuboïde et des deux cunéiformes externes, on fit aisément saillir tour à tour, par la plaie des téguments, ces métatarsiens, dont on réséqua les portions altérées avec les ciseaux de Liston. Vint ensuite l'extraction du premier cunéiforme et du scaphoïde. Une spatule introduite dans l'articulation cunéo-métatarsienne du premier cunéiforme, et maniée comme levier, luxa facilement cet os; le scaphoïde fut extrait de la même manière, c'est-à-dire que la spatule fut engagée entre le scaphoïde et l'astragale.

L'examen des facettes articulaires des os extraits donna la conviction que l'astragale et le calcanéum, ainsi que le premier et cinquième métatarsien, étaient intacts, ce que confirma du reste l'exploration faite avec le doigt. L'opération était donc terminée. On enveloppa le pied d'un pansement simple, et la malade fut renvoyée à son lit.

Les suites de l'opération furent, du côté du pied, d'abord très-favorables. Chaque jour, pendant la première semaine, on fit des injections détersives. La plaie se rétrécissait, les fistules internes étaient taries; les os du métatarse conservés se rapprochaient de la rangée tarsienne postérieure, sans que le pied perdît de sa forme normale ; le sillon de démarcation qui sépare le pied de la jambe se prononçait de plus en plus, lorsqu'une phthisie tuberculeuse, dont les premiers symptômes s'étaient déclarés quelques jours avant l'opération, envahit rapidement la plus grande partie des deux poumons et tua la malade.

L'examen attentif du pied me fit reconnaître des particularités que j'indiquerai plus loin.

Observation sur une carie des os du tarse,

communiquée par M. J.-L. de Housse, chirurgien à Liége
(*Esprit des journaux*, 1775).

M***, âgé de trente-six ans, se fit, à l'âge de quatorze ans, une entorse au pied droit. La douleur qu'il en ressentit ne fut point assez vive pour l'empêcher de marcher ; il fut cinq ou six jours sans se plaindre et sans faire usage d'aucun remède. Le mal augmenta ; il vint un gonflement au pied. On appela le chirurgien, qui crut que les extensions et contre-extensions étaient absolument nécessaires, et il en fit de très-fortes, enveloppa toute l'articulation d'un emplâtre qu'il fit recouvrir d'une compresse trempée dans de l'eau-de-vie qu'on renouvelait de temps en temps. Malgré tous ces soins, il survint une inflammation qui se termina par un dépôt à la malléole interne. On n'eut pas la précaution de l'ouvrir d'abord ; on crut qu'on devait laisser le soin d'une si petite opération à la nature. L'abcès par conséquent s'ouvrit tard, et fut suivi d'un ulcère fistuleux, dont la suppuration ne se tarit qu'au bout de quatre ans, pour donner naissance à une nouvelle inflammation, qui, comme la première, se termina par un dépôt qui s'ouvrit encore de lui-même à la malléole externe, et fut également suivi d'une fistule.

Il y a six ans que je vis le malade pour la première fois ; il marchait avec assez de facilité, les douleurs qu'il ressentait étaient rares et légères. Il sortait une grande quantité d'humeur sanieuse de l'ulcère, qui, quoique très-profond, avait une ouverture fistuleuse fort étroite. Le trajet en était tortueux ; on ne pouvait s'assurer de faire pénétrer une sonde à bouton très-mince jusqu'au fond du sinus, on sentait bien qu'elle s'insinuait entre les os. Du reste, le pied était sans inflammation et sans gonflement.

Ceux qui jusqu'alors avaient été consultés ne prévoyaient aucune suite fâcheuse de cet accident, cependant je ne pus m'empêcher de faire envisager au malade le danger auquel il me paraissait évidemment exposé. Je lui recommandai de ne point fatiguer beaucoup, et lui conseillai de faire des injections d'eau d'orge animée avec la teinture de myrrhe et d'aloès. Le malade ne me parla plus de son incommodité, je le voyais d'ailleurs très-rarement. Entre temps il consulta un chirurgien, qui crut que la maladie dépendait d'un vice particulier des humeurs, qu'il pourrait corriger par l'usage du mercure ; il lui en fit avaler au point de lui procurer un ptyalisme, même une salivation. Malgré ce remède si peu indiqué, le mal ne parut ni augmenter ni diminuer jusqu'au mois de septembre 1772. Le malade commença alors à se plaindre de maux de tête, d'accablement de tout le corps, de douleurs lancinantes au pied. On eut recours à un autre chirurgien, qui ne crut pas que la fièvre fût simplement accidentelle ; il la traita comme une fièvre putride qui régnait alors dans le pays, et il négligea tellement l'accident essentiel, qu'il ne voulut point ouvrir un dépôt qui s'était formé au pied. Le malade eut assez de courage pour en faire lui-même l'ouverture avec un rasoir. Je fus appelé vers la fin d'octobre. Je trouvai le malade réduit à un état de maigreur extrême ; le pouls petit, accéléré, intermittent ; la voix déjà enrouée, la respiration courte et difficile. La matière de la suppuration que rendaient plusieurs ulcères était abondante, d'une mauvaise qualité et d'une fétidité insupportable ; les douleurs étaient si excessives, que le malade lui-même me proposa de lui faire l'amputation de la jambe comme l'unique ressource pour tâcher de se conserver la vie. Je crus cette opération non-seulement inutile, mais même dangereuse ; je demandai son médecin en consultation. Nous convînmes de faire prendre au malade le quinquina à petites doses d'abord et souvent; dans peu de jours, le pouls se ranima et devint meilleur. Je commençai alors à dilater les plaies, je les réunis les unes aux autres en coupant les espèces de ponts qui les séparaient; je mis une partie des os cariés à découvert, et je parvins enfin à extraire successivement les trois os cunéiformes. Je tentai vainement d'enlever le cuboïde par la dilatation faite; les légers efforts que je faisais pour en procurer l'extraction causaient trop de douleurs au malade; je me déterminai à prolonger la plaie du côté du tendon d'Achille, aux dépens même du tendon du long péronier, que je coupai. Par là je me mis à même non-seulement d'enlever le cuboïde, mais, deux jours après, j'extrayai le scaphoïde. Tous ces os étaient méconnaissables; ils étaient devenus noirs, raboteux et comme vermoulus; ils ne portaient plus aucun caractère distinctif, tant ils étaient défigurés par la carie. Le vide qu'avait formé l'extraction de ces os, de même que quelques portions des os voisins de ceux-ci, était si considérable, que je crus devoir faire une autre ouverture à la face interne du pied. Il n'y avait que la peau à percer, et cela me donnait beaucoup plus d'aisance pour les pansements, qui devinrent par là moins douloureux. En très-peu de temps, les grandes plaies furent réduites à l'état de plaies simples; le vide se remplit de bonnes chairs, qui procurèrent une cicatrice ferme et enfoncée.

La cure aurait été achevée en moins de deux mois, s'il n'était survenu un érysipèle qui s'étendit depuis le pied jusqu'au milieu de la cuisse; cet accident céda à l'application de l'eau de chaux, que j'avais fait précéder de fomentations faites avec la fleur de sureau.

Le malade quitta bientôt ses béquilles; il marcha à l'aide d'une canne, de laquelle même il ne se sert plus depuis environ deux ans. Les mouvements sont très-libres, et M. *** est en état de marcher sans le secours d'aucun appui, et sans être bien fatigué, l'espace de six lieues par jour.

J'ai donné un peu d'étendue à cette observation, parce qu'elle m'a porté à faire plusieurs réflexions sur différents points relatifs à cette maladie :

1° Sur l'inutilité et le danger même qu'il y a de faire des extensions et contre-extensions non ménagées, sous prétexte de réduire plus sûrement des os qui souvent ne sont que peu ou point déplacés, comme dans ce cas-ci ; car on ne doit point imaginer que le malade aurait pu marcher sans se plaindre pendant cinq ou six jours, s'il y avait eu vraiment un déplacement d'os ; mais il est bien plus probable que la suite fâcheuse des accidents n'a dû sa naissance qu'au tiraillement violent qu'on a exercé.

2° Sur l'abus qu'il y a d'appliquer des remèdes emplastiques, qui empêchent la transpiration, causent souvent une plus grande tension, et augmentent l'inflammation qui a pu prendre naissance d'ailleurs.

3° Sur l'imprudence qu'il y a de différer l'ouverture des dépôts qui surviennent aux environs des articulations, puisqu'en traînant en longueur, sans donner issue au pus, on voit les capsules et les ligaments des articulations tomber en suppuration eux-mêmes, et les os se carier ensuite.

4° Sur l'administration non raisonnée de certains remèdes (le mercure et ses préparations), qui, loin d'être des spécifiques universels, ne manquent jamais de procurer de mauvais effets lorsqu'ils ne sont point appropriés au vice des humeurs que l'on veut détruire ou corriger.

5° Enfin sur la régénération ou reproduction d'une substance osseuse qui remplit le vide que l'extraction des os a formé, et qui devient aussi solide que les os mêmes, qu'elle remplace et desquels elle tient lieu.

Nouvelle opération pratiquée sur le pied ; excision de l'articulation de la cheville, enlèvement complet du calcanéum et de l'astragale ; guérison.

W. B., âgé de vingt-trois ans, cheveux noirs, teint brun, homme pâle et amaigri, fut reçu au Royal free hospital, le 20 décembre 1847, dans le service de M. Thomas Wackley.

Cet homme raconte qu'il y a douze ou treize ans, il se forma un abcès sur un des côtés de la cheville, sans cause excitante apparente; cet abcès s'ouvrit et resta fistuleux pendant deux ans. La fistule se cicatrisa, mais la cheville resta toujours faible. Il y a dix mois, le malade se foula le pied en conduisant une petite voiture à bras; il se manifesta de l'inflammation, à laquelle succéda un abcès qui s'ouvrit spontanément. A cette époque, le malade reçut des soins à l'hôpital Saint-George, où il resta pendant neuf semaines; on lui dit là que les os du pied étaient malades. Il fut ensuite envoyé à Margate, pour prendre des bains de mer; il en prit pendant quatre mois. Durant ce temps, il y eut issue d'un séquestre du volume d'un petit marron, ce qui calma beaucoup les douleurs, qui jusqu'alors avaient été très-intenses. Après ces quatre mois, W. B. reprit son métier, qu'il exerça pendant un mois; puis, s'apercevant que son pied allait en empirant, il s'adressa à l'hôpital de Brighton, où il resta six semaines. Là on lui proposa l'amputation de la jambe ; le malade s'y refusa et vint à Londres, où il fut reçu dans le service de M. T. Wackley.

Le 21 décembre, l'examen du membre malade fait reconnaître l'état suivant : Les téguments qui entourent et recouvrent le talon gauche et la malléole interne présentent un aspect malade et violacé; il y a trois fistules d'où s'écoule une grande quantité de pus ichoreux; deux de ces fistules correspondent à l'astragale et au calcanéum. En y introduisant un stylet, celui-ci s'enfonce dans la substance des os. La troisième ouverture communique avec l'articulation astragalo-calcanéenne. Il était évident que l'astragale et le calcanéum étaient cariés. Mais, d'après un examen attentif, M. Wackley fut porté à croire que les parties internes de l'articulation de la cheville n'étaient pas comprises dans la maladie.

La santé générale de cet homme souffrait depuis quelque temps, à cause de l'état du pied ; on craignait l'apparition prochaine et funeste de la fièvre hectique, dont quelques symptômes s'étaient déjà déclarés. Comme le malade exprimait le désir de conserver son pied, et comme il se refusait formellement à ce qu'on l'enlevât par une opération pratiquée soit au-dessous du genou, soit dans l'articulation de la cheville, M. Wackley se décida à disséquer les os malades, à savoir : le calcanéum et l'astragale, pensant qu'en les extirpant de cette façon, il pourrait garder au malade un membre utile pour la progression. Le malade consentit immédiatement à la proposition qu'on lui en fit, et exprima le désir d'être opéré de cette façon dans le plus bref délai.

Le 27 décembre 1847, le malade fut couché sur la table à opération; M. Robinson lui administra le chloroforme. Le sommeil anesthésique ne se fit pas longtemps attendre. Alors M. Wackley, assisté de M. Erasme Wilson et de M. Gay, son collègue, pratiqua l'opération de la manière que je vais dire : Le pied malade (le gauche) fut d'abord attiré en avant de la table; puis M. Wackley, se plaçant directement en face et tenant le bistouri de la main gauche, fit une incision qui, de la saillie de la malléole interne, se dirigeait en arrière en bas jusqu'au milieu du talon, puis, de la main droite, il fit une incision semblable, allant de la malléole externe, en bas et en arrière, rejoindre la première. Une troisième incision fut faite alors le long du bord de la face plantaire du pied, depuis le milieu de la première jusqu'au niveau de l'articulation astragalo-scaphoïdienne, et une quatrième incision du côté opposé de la plante du pied, depuis l'incision verticale jusqu'au niveau de l'articulation calcanéo-cuboïdienne. Ces dernières incisions permirent à l'opérateur de faire un lambeau de 2 pouces environ de longueur, pris à la partie inférieure de la face plantaire. En second lieu, un lambeau circulaire des téguments fut formé entre les deux malléoles, à la partie postérieure, lambeau dont le bord inférieur atteignait le niveau de l'insertion du tendon d'Achille. Ce lambeau une fois renversé en haut, le tendon fut coupé; puis le calcanéum, désarticulé de l'astragale et du cuboïde, fut enlevé avec la peau du talon comprise entre les deux incisions. Les ligaments latéraux qui relient l'astragale au tibia et au péroné furent ensuite divisés; le couteau fut ensuite porté de chaque côté de l'articulation, l'opérateur ayant bien soin de ne pas diviser l'artère tibiale antérieure, qui se trouvait exposée à la vue. Enfin l'astragale fut détaché des parties molles situées en avant de l'articulation et de son articulation avec le scaphoïde, puis les malléoles du tibia et du péroné furent réséquées avec les pinces de Liston.

La seule artère qu'il fallut lier fut la tibiale postérieure. En rapprochant les bords des lambeaux, on trouva qu'ils s'adaptaient parfaitement : ils furent réunis par douze points de suture, et le malade fut reporté dans son lit, etc.

Le 10 juin, le malade, qui, dès le 21 février, avait été envoyé à la campagne, est revenu à Londres, où il a repris son métier. Il est gras, fort, robuste; il a les apparences d'une santé florissante. Il y a extension et flexion parfaite du pied, et avec une botte à haut talon, il peut, en s'aidant d'un bâton, marcher facilement. (*Lancette anglaise*, 1er juillet 1848.)

La question dont je me propose la solution doit être examinée sous trois faces différentes :

1° Au point de vue des circonstances opératoires;

2° Au point de vue de la gravité de l'opération, c'est-à-dire des accidents immédiats qu'elle peut entraîner;

3° Au point de vue du résultat définitif.

Les circonstances opératoires ont à la fois trait au chirurgien et au malade : elles comprennent pour le chirurgien le mode opératoire, la difficulté de l'opération et sa durée; pour le malade, la douleur et l'écoulement sanguin, inséparables de toute incision.

L'opinion des auteurs sur le mode opératoire qu'on peut employer dans les résections partielles du pied est parfaitement exprimée dans la phrase suivante, extraite de la thèse de M. Robert sur les amputations du pied : « Aucune de ces opérations ne saurait être réglée à l'avance ; c'est toujours à l'expérience et à l'habileté du praticien qu'il est réservé d'en improviser l'exécution. » Je crains que cette opinion ne soit due à une étude trop superficielle de la question : je ne veux pas dire que pour l'extraction des os de chaque rangée du tarse, on peut d'avance décrire un procédé opératoire aussi régulier que l'amputation de Chopart par exemple, avec des points de repère aussi constamment fixes ; mais je ne crois pas non plus qu'on ne puisse pas toujours extraire les os de la rangée antérieure par une incision longitudinale, comme celle qu'a faite M. Laugier.

Peu importe que ce soit au même niveau que chez Kirchner, pourvu qu'on ne lèse ni gaine tendineuse dorsale, ni tendons, ni l'artère pédieuse. Je n'en vois pas moins là une indication précise, qui pourra guider dans la plupart des cas de ce genre. Il ne pourrait y avoir exception que pour des faits semblables à celui de de Housse, où les fistules étaient très-larges et séparées seulement par quelques brides cutanées ; alors on ferait tout simplement, comme le chirurgien de Liége, la section de ces brides.

Difficulté de l'opération. « Toutes ces opérations présentent le plus souvent dans l'exécution des difficultés très-grandes, » dit M. Robert (loc. cit.). Cette opinion est aussi celle que l'on trouve dans les divers traités de médecine opératoire, dans les quelques lignes consacrées à la résection du pied. Raisonnons un peu. Lorsque, un pied sain étant donné, on veut enlever isolément soit le scaphoïde, soit le deuxième cunéiforme, soit tout autre os du tarse, ou faire l'ablation simultanée de plusieurs d'entre eux, nul doute qu'il ne soit extrêmement pénible de le faire. Leur enclavement réciproque, les trousseaux fibreux très-résistants qui les retiennent, la difficulté de glisser l'instrument tranchant entre leurs surfaces, et de les bien circonscrire, forment des obstacles sinon insurmontables, au moins très-considérables. Mais cette extraction ne se pratique que dans des circonstances pathologiques; voyons donc comment dans ces cas les choses se passent.

Il peut y avoir ou affection traumatique ou altération organique des os du pied. Dans les cas de traumatisme, le chirurgien ne fait, à proprement parler, qu'une extraction d'esquilles. Un blessé se présente; une balle ou tout autre corps contondant a broyé l'un des os du pied, en même temps qu'il a intéressé la peau. L'homme de l'art nettoie la plaie, trouve des fragments osseux isolés; il les enlève tout naturellement, comme il eût naturellement entouré le pied d'un pansement simple, s'il n'avait eu affaire qu'à une lésion des parties molles. La difficulté signalée n'appartient donc pas aux faits de cet ordre, elle incombe alors tout entière aux affections chroniques.

L'analyse raisonnée de la physiologie des affections organiques des os en d'autres points du squelette, appuyée sur l'observation directe de ce qui se passe dans la carie ou la nécrose des os du pied, démontre qu'il n'y a là qu'une crainte illusoire. Dans la carie du tissu osseux, le périoste est moins adhérent à l'os que dans l'état normal; les communications fibreuses et vasculaires qui les unissent se détruisent de plus en plus, à mesure que l'affection fait des progrès. Les ligaments interosseux et les tendons d'insertion des muscles et des aponévroses, qui, du reste, ont avec le périoste d'intimes connexions, subissent les mêmes influences que cette membrane; ils cherchent à rompre, si je puis ainsi dire, les liens qui les unissent à des os malades. Les communications vasculaires peuvent bien, dans quelques cas, subsister assez longtemps pour fournir au travail de l'ulcération jusqu'à destruction successive et complète de l'os; mais, outre que quelquefois, peut-être en vertu d'une force spéciale de l'organisme, ces communications sont subitement interrompues, d'où mortification de l'os carié, il est aussi des cas dans lesquels ces rapports vasculaires du périoste avec l'os cessent dès le début de l'affection osseuse. Il y a alors nécrose d'emblée, nécrose primitive du squelette. Quoi qu'il en soit, le fait capital sur lequel j'insiste, c'est que, dans ces diverses manifestations morbides, l'os s'isole des tissus qui lui adhèrent.

A qui n'est-il pas arrivé, dans les amphithéâtres de dissection, de séparer du corps d'un os long malade son périoste aussi facilement que l'écorce du tronc d'un arbre lors du réveil de la végétation. Dans la résection de l'articulation du poignet pratiquée par M. Maisonneuve, cet habile chirurgien a extrait sans effort, au moyen d'une pince, tous les os du carpe.

Veut-on, par rapport au pied, la preuve de mes assertions, je la trouve d'abord dans la note suivante, que m'a remise mon frère, interne des hôpitaux, attaché au service de M. le baron Boyer, à l'Hôtel-Dieu.

«Regneux (Joséphine), trente-quatre ans, couturière, morte au n° 17, salle Saint-Paul. Carie du pied ; la peau présente l'ouverture de plusieurs trajets fistuleux. L'une des fistules est située en dedans et au-dessous de la malléole interne. Un stylet, introduit dans sa direction, pénètre dans l'articulation tibio-tarsienne, glisse en avant sous les tendons des extenseurs, et vient sortir par une ouverture située au niveau du bord antérieur de la malléole externe.

«Une autre fistule existe près du bord externe du pied, au voisinage du cuboïde ; la peau et le tissu cellulaire sous-cutané sont infiltrés de sérosité. Une incision faite sur la ligne médiane du pied, et portant partie sur la face postérieure du talon, partie sur la face plantaire du calcanéum, me permet de reconnaître d'abord que les tissus blancs qui recouvrent les os sont considérablement épaissis et indurés. Après avoir divisé ces tissus jusqu'à l'os et détaché le tendon d'Achille, je saisis tour à tour avec une pince les lèvres de la plaie. Une faible traction les sépare, en même temps que le périoste ; le calcanéum d'ailleurs est ramolli, la simple pression avec les doigts l'écrase ; le bistouri s'enfonce sans résistance dans son épaisseur.

« Il en est de même pour les os de la rangée antérieure du tarse. Après avoir fait sur le dos du pied une incision longitudinale et après avoir écarté les tendons extenseurs, je divise une couche épaisse de tissus indurés. Au moyen de la pince, je détache cette couche des os sous-jacents avec une facilité vraiment remarquable. Les os ainsi mis à nu sont ramollis ; ils s'écrasent sous la pression de la pince, qui les saisit et les enlève par fragments sans aucune résistance. Les extrémités postérieures de quelques métatarsiens cariés s'isolent avec la même facilité. »

Assurément voilà un fait très-concluant, mais il n'a rien qui doive étonner. Il s'était passé là les mêmes phénomènes que chez la malade qu'a opérée M. le professeur Laugier, et chez laquelle il a presque suffi de saisir avec une pince les os altérés pour en faire l'ablation. Le fait de de Housse plaide aussi en faveur de la même opinion.

Après avoir coupé les espèces de ponts qui séparaient les fistules, « je mis, dit cet opérateur, une partie des os cariés à découvert, et je parvins enfin à extraire successivement les trois os cunéiformes. Je tentai vainement d'enlever le cuboïde par la dilatation faite, les légers efforts que je faisais pour en procurer l'extraction causaient trop de douleur au malade ; je me déterminai à prolonger la plaie, etc. Par là je me vis à même non-seulement d'enlever le cuboïde, mais, deux jours après, j'extrayais le scaphoïde. » Ainsi, là encore, même facilité d'extraction que dans les cas précédents.

Il y a plus encore. J'ai appris de mon ami M. Tarnier, interne de M. Michon, que ce chirurgien, après avoir eu connaissance de l'idée de M. le professeur Laugier, avait eu recours à la même opération contre une carie du quatrième métatarsien, de l'extrémité postérieure du cinquième et du cuboïde, et que le quatrième métatarsien avait été extrait avec les doigts.

La résection des os du pied n'exige donc pas, de la part de l'opérateur, un travail aussi opiniâtre qu'on l'avait pensé d'abord et qu'on l'a écrit. Ce qui a dû induire en erreur, ce sont les faits de carie centrale des os du tarse pour lesquels on a entrepris l'extirpation. Dans cette forme et à un degré plus avancé, l'affection n'a pas encore retenti du côté des adhérences fibreuses, qui conservent toute leur ténacité ; mais rien, que je sache, n'empêche d'attendre, pour pratiquer l'opération, l'extension de la maladie à la périphérie de l'os, et de rentrer ainsi dans les circonstances signalées précédemment.

Durée. Cette séquestration des os permet de terminer assez rapidement l'opération. Il n'y a guère, du côté du tarse, qu'à faire une énucléation, pour laquelle il suffira de la lame mousse d'une spatule, lorsque l'affection siégera, comme dans l'observation que je rapporte, dans les os de la rangée antérieure. L'ablation de la portion malade des métatarsiens, dans le cas où quelques-uns de ces os seraient cariés, ajoute peu à la longueur de l'opération. Ainsi, chez notre malade, dont les métatarsiens cariés étaient isolés des muscles interosseux, on a pu, comme je le mentionne plus haut, faire saillir très-aisément ces os à travers l'incision cutanée, et les réséquer instantanément avec les ciseaux de Liston.

Enfin, pour éviter la lésion des organes importants, il n'y a pas, en employant l'incision longitudinale qu'a faite M. Laugier, à pratiquer une dissection minutieuse, comme l'exige, par exemple, la conservation de l'intégrité du nerf cubital dans la résection du coude.

L'excision de la rangée postérieure du tarse est assurément la résection qui demande le plus de temps et de soins, à moins qu'on n'ait recours au procédé qu'a mis en usage M. Wackley, procédé qui, du reste, me semble exposer le malade, comme je le dirai bientôt, à trop d'accidents pour que je veuille le conseiller.

Il m'est inutile, je crois, de faire ici l'appréciation exacte des difficultés que comportent les amputations partielles, quoiqu'on les pratique à plein tranchant, pour conclure d'après ce qui précède que déjà, au point de vue de l'opérateur, la résection l'emporte sur l'amputation.

Circonstances opératoires qui ont trait au malade.—Ce sont la douleur et l'écoulement sanguin. J'aurais omis de parler de la douleur causée par la résection des os du pied, si les agents anesthésiques, qui nous permettent de braver en sécurité même les opérations les plus douloureuses, n'avaient été, dans ces derniers temps, en butte à des attaques sinon passionnées, au moins exagérées; attaques qui, je le dis avec regret, ont porté le doute et l'hésitation dans l'esprit de quelques chirurgiens.

Je ferai donc remarquer qu'on peut toujours pratiquer, soit sur le dos du pied, soit au talon, une incision longitudinale parallèle à la direction des troncs nerveux importants, et éviter ainsi leur lésion. La section de la peau sera donc le seul temps douloureux pour les chirurgiens qui redoutent l'emploi du chloroforme. Enfin cette opération ne peut pas être suivie d'hémorrhagie ; tout au plus pourrait-il se faire un léger suintement capillaire, que réprimerait immédiatement soit l'application de substances astringentes, soit une faible compression.

Gravité de l'opération. — Ce paragraphe est très-important ; car, sous ce titre, je dois examiner l'éventualité d'accidents relevant de l'opération, et qui mettent en danger soit la vie du malade, soit l'intégrité des os conservés, que ces accidents tiennent ou à la nature des tissus divisés, ou à la forme de la plaie qui succède à l'ablation des os cariés.

Nature des tissus divisés. La plaie des téguments est trop simple pour que par elle-même elle expose le malade à des accidents spéciaux ; elle ne peut, de toute évidence, mener après elle que les suites connues de toutes les incisions : elle peut être le point de départ d'un érysipèle, comme chez le malade de de Housse, mais elle partage ce triste privilége avec les incisions des amputations partielles. Je ne dois donc pas insister sur ce point.

Un des avantages de la résection sur l'amputation que je dois maintenant signaler, c'est que la résection, telle du moins que je l'entends, respectant les troncs artériels, n'expose pas à la gangrène, qui détruit assez souvent le lambeau des amputations partielles. Il serait superflu d'en citer des exemples et de m'appesantir sur les inconvénients qui en résultent soit pour la cicatrisation, soit surtout pour le résultat définitif.

Il est, dans l'histoire des accidents qui peuvent accompagner les opérations pratiquées sur les os du pied, une autre question beaucoup plus sérieuse, et dont la solution, forcée par un examen consciencieux des faits anatomiques, place, sans aucun doute, la résection beaucoup au-dessus de l'amputation partielle du pied. La résection ne devant se pratiquer que lorsqu'il y a déjà dissociation avancée du périoste et des tendons d'insertion d'avec les os, on voit immédiatement surgir un fait d'une importance extrême, à savoir : la conservation de l'intégrité des gaînes synoviales des tendons. Dès lors, si ces gaînes suppurent, elles le feront en vertu d'un état pathologique propre développé en elles. Cette inflammation n'aura pas pour cause une blessure faite par la main du chirurgien. Ces gaînes ne présenteront pas une ouverture largement béante, toute prête à recevoir le pus de la plaie voisine ; elles ne deviendront donc pas, en somme, le siége de ce qu'on appelle fusées purulentes. Mettons en regard les résultats donnés par les amputations partielles du pied.

L'amputation métatarso-tarsienne ouvre les coulisses des muscles péroniers latéraux ; l'amputation médio-tarsienne incise, en outre, l'attache scaphoïdienne du muscle jambier postérieur ; enfin l'amputation sous-astragalienne sacrifie de plus les coulisses tendineuses des muscles dorsaux. Dans les trois ou quatre faits que compte ce dernier mode opératoire, les malades sont arrivés sans encombre à parfaite guérison.

L'observation jusqu'à ce moment lui donnerait donc toujours raison. Mais, de même que l'observation ne doit pas être sacrifiée au raisonnement, de même aussi l'observation ne peut pas suffire à la science; toujours la synthèse doit intervenir pour une large part. Or la lésion d'une gaîne synoviale peut devenir le point de départ d'une suppuration rapidement envahissante; on devra donc toujours envisager à bon droit, dans les amputations sous-astragaliennes, cette probabilité menaçante. Quant aux autres amputations partielles, un trop grand nombre d'exemples prouvent assez que la complication dont je parle peut causer la mort, pour qu'il ne soit pas nécessaire d'en rapporter des observations.

Je me contenterai de dire qu'après l'amputation de Chopart, il s'est développé des fusées purulentes dans la gaîne du muscle jambier postérieur; des fusées purulentes ont aussi parcouru la gaîne tendineuse des muscles péroniers latéraux, à la suite et de l'amputation de Chopart et de l'amputation de Lisfranc.

La résection doit donc, surtout à ce point de vue, être préférée aux amputations partielles; je dois cependant faire une restriction toute au désavantage de l'excision des os. M. Maslieurat-Lagémard, dans un travail sur les synoviales tendineuses, a insisté sur la communication de la gaîne tendineuse du muscle long péronier latéral avec les cavités synoviales des articulations tarso-métatarsiennes, et surtout avec celle du premier cunéiforme. Je signale cette circonstance comme un inconvénient que la résection de la rangée antérieure du tarse partage avec l'amputation, surtout dans le cas d'extraction du premier cunéiforme.

Forme de la plaie. Qu'on enlève, comme l'a fait M. Laugier, tous les os de la rangée antérieure du tarse, en même temps que l'extrémité postérieure de quelques métatarsiens; qu'on ne fasse, à l'exemple de de Housse, que l'ablation des os de la rangée tarsienne antérieure, ou même que l'on excise seulement l'un d'entre eux, il en résultera toujours une plaie profonde, anfractueuse, bordée en avant et en arrière par des surfaces osseuses le plus souvent articulaires, ayant pour fond l'aponévrose plantaire, et ne s'ouvrant à l'extérieur que par une espèce de boutonnière située à la face dorsale du pied, c'est-à-dire à la partie supérieure de la cavité de la plaie. Je ne vois pas cependant qu'il y ait à redouter là des accidents sérieux pendant la période de cicatrisation. En effet, l'inclinaison du pied sur son bord externe et un peu sur sa face dorsale, jointe à la précaution de faire coucher le sujet sur le côté du corps correspondant au membre malade, et à une flexion légère du genou, donne au pus un écoulement facile et met ainsi l'opéré à l'abri des chances d'infection putride que produit le contact prolongé d'un liquide purulent altéré par l'influence de l'air. Des déjections détersives, pratiquées matin et soir, doivent en outre venir au secours de la position, lorsqu'elle ne suffit pas à vider quelques anfractuosités sinueuses du pus qui les baigne. Je ne pense même pas qu'il soit jamais besoin d'ajouter à ces précautions une contre-ouverture faite à travers les tissus de la face plantaire.

Le contact du pus avec les surfaces articulaires qui bordent la plaie, ainsi qu'avec la diaphyse des métatarsiens réséqués quelquefois, n'est pas non plus une cause de danger; les observations d'amputations pratiquées avec succès dans les grandes articulations, le grand nombre de succès obtenus par la résection d'extrémités articulaires, prouvent surabondamment l'exactitude de cette assertion. Bien plus, après la gangrène du lambeau, M. Malgaigne a vu, dans l'amputation sous-astragalienne, la surface de l'astragale mise à nu se couvrir peu à peu de bourgeons charnus, et il n'y eut pour tout accident qu'une exfoliation insensible des surfaces de l'os. D'autres observateurs ont vu le même fait se reproduire à la suite de la gangrène du lambeau, dans l'amputation médio-tarsienne. Dans les résections de la diaphyse des os qu'ont si souvent pratiquées les Moreau père et fils de Bar-le-Duc, ainsi que Champion, leur élève, ces opérations ont été rarement accompagnées d'accidents du côté des extrémités osseuses qu'on pût rapporter au contact du pus. La marche régulière de la cicatrisation fait, du reste, parfaitement comprendre ces résultats pour la surface de section des métatarsiens. En effet, le travail réparateur des plaies n'est, comme l'enseigne et le démontre M. le professeur Laugier, que la formation successive et la superposition incessante de membranes ténues, il est vrai, transparentes, mais dont l'existence ne saurait être contestée. Qui ne voit immédiatement ces membranes constituer une barrière entre la section des os et l'air extérieur ? D'autre part, le pus dit de bonne nature ne nuit en aucune manière au travail de la cicatrisation. Il faudrait donc et une maladie ulcérative de la cicatrice et une maladie du pus, pour qu'une affection morbide pût, de par la plaie, envahir de nouveau le tissu osseux. A ce propos, je dois faire remarquer que les mêmes influences peuvent subsister après l'amputation; il n'y a là rien qui appartienne en propre à la résection. Cette éventualité ne plaide donc en aucune façon contre cette opération, au profit de l'amputation partielle.

Enfin quelques chirurgiens, à la tête desquels se place une immense renommée chirurgicale, ayant vu, après la résection d'une articulation pour cause de carie, le mal envahir dans un bref délai les extrémités voisines, ont cru qu'il était de leur droit d'accuser de cette réapparition de la maladie l'état des parties molles environnantes, et par suite la résection, qui les avait respectées. Ce reproche pourrait être adressé à la résection du tarse, tout comme Dupuytren l'a fait pour la résection du coude. Je me hâte de dire que je regarde cette objection comme non avenue, dans l'un et l'autre cas, sans que pour cela j'attribue à la résection le privilége de prévenir le retour de l'affection première; je ne crois pas qu'il y ait dans l'induration plus ou moins considérable des parties molles et dans l'apparition nouvelle des symptômes morbides du côté des os une relation de cause à effet. J'en trouve ailleurs la raison : le plus souvent, les maladies chroniques des os ne sont pas, plus au pied qu'en d'autres régions du squelette, une affection locale, mais bien la manifestation locale d'une diathèse. Il y a là un état général qui plane sur la lésion, et qui, après l'ablation des os altérés, pourra, s'il n'est combattu par un traitement interne efficace, reproduire une nouvelle manifestation pathologique. La résection, si l'affection est purement traumatique, la guérira sans aucun doute; lorsqu'il y aura état constitutionnel, elle remédiera à un accident local, sans mettre le malade à l'abri d'une récidive. Du reste, je ne pense pas qu'on demande à l'amputation, à ce point de vue, plus qu'à la résection. Ainsi l'amputation chez un sujet diathésique, même dans la continuité d'un membre, est quelquefois suivie d'une récidive; ainsi, après l'amputation de la cuisse pour une carie des os du genou, on a vu une autre articulation se prendre, ou même encore la portion du fémur conservée. Il n'y a certes pas là transmission par les parties molles, je crois donc plus naturel d'invoquer la diathèse morbide comme cause de reproduction de la maladie; dès lors cet inconvénient appartient également à l'amputation partielle. Il n'y a donc pas encore à puiser là d'arguments en faveur de l'amputation contre la résection.

Résultat définitif. — Ce résultat doit être étudié au point de vue anatomique et au point de vue physiologique. M. Wackley n'indique pas d'une façon précise les rapports des os de la rangée antérieure du tarse avec le tibia, après la cicatrisation; il dit seulement que le pied est étendu sur la jambe, et que dans cette position il offre une solidité parfaite. De cette solidité du membre et de sa position, je crois pouvoir conclure que le tibia s'est mis en contact avec le scaphoïde et le cuboïde, et s'est soudé à cet os. De Housse conclut de son observation « à la régénération ou reproduction d'une substance osseuse qui remplit le vide que l'extraction des os a formé, et qui devient aussi solide que les os mêmes, qu'elle remplace et desquels elle tient lieu. » Ce sont là des résultats anatomiques très-favorables. L'examen du pied de Kirchner permet de prévoir pour quelques cas, quoique la cicatrisation soit loin d'être complète, un résultat non moins avantageux. Je place ici cette autopsie, que j'avais réservée.

L'étendue antéro-postérieure du pied est notablement diminuée, le diamètre transversal a peu varié; la forme du dos du pied est régulière, le sillon qui sépare le pied de la jambe est bien marqué; la peau présente, à ce niveau, quelques plis dirigés dans le même sens; les bords de l'incision faite par l'instrument tranchant forment un relief, ils offrent une consistance assez grande; la voûte normale de la plante du pied a disparu, cette région présente même une forme légèrement convexe; le sommet de sa convexité répond au plan médian antéro-postérieur de la région, de sorte qu'il semble que les bords latéraux du pied se soient un peu relevés; la position, par rapport à la jambe, est la même qu'à l'état sain.

En écartant les bords de l'incision, après l'avoir agrandie en arrière et en avant, pour permettre un examen plus facile de la cavité de la plaie, on voit cette plaie considérablement rétrécie; le premier et le cinquième métatarsiens se sont rapprochés de la rangée postérieure du tarse; l'extrémité postérieure du cinquième métatarsien est en rapport avec la partie externe et inférieure de l'extrémité antérieure du calcanéum. La surface articulaire de l'extrémité postérieure du premier métartasien est contiguë à la surface articulaire antérieure de l'astragale. Ces deux surfaces s'emboîtent, comme si elles étaient faites l'une pour l'autre; la surface de l'astragale dépasse seulement un peu en dehors l'extrémité métartasienne. En dedans, les rapports sont parfaits; les cartilages articulaires ont presque complétement disparu, les os ne sont cependant à nu que dans quelques points; dans le reste de leur surface, ils sont tapissés de membranes épaisses, surtout sur les extrémités des métatarsiens extrêmes; les extrémités des métartasiens réséqués sont également recouvertes par des membranes de nouvelle formation; enfin la plus grande partie des surfaces du calcanéum et de l'astragale est aussi cachée par de nouveaux tissus. Il y a même ceci de remarquable pour l'astragale, que la partie qui n'est pas recouverte d'une membrane nouvelle est précisément celle qui n'est pas en rapport avec le premier métatarsien. Le moignon du deuxième métatarsien est légèrement incliné vers le premier os du métatarse; son extrémité repose sur un mamelon considérable de tissus nouveaux, qui adhère en dedans au premier métatarsien, et de là proémine dans la cavité de la plaie. On voit aussi çà et là, à la face plantaire, s'élever quelques bourgeons charnns, ayant la plupart pour base le tissu ligamenteux conservé. Enfin les dimensions de la plaie primitive sont au moins réduites de moitié, et ses limites latérales sont maintenant constituées par les deux métatarsiens extrêmes. Le troisième orteil, quoique privé du métatarsien correspondant, n'a pas subi la moindre déviation. Tous les tendons des muscles qui s'insèrent au pied sont intacts et parfaitement isolés dans leurs gaînes, qui sont saines.

On ne découvre en aucun point des granulations osseuses de nouvelle formation. Malgré ce défaut de régénération de l'os, il est certainement permis d'espérer, après les détails que j'ai signalés, que, sans une affection intercurrente mortelle, le résultat eût été aussi satisfaisant pour la malade de M. le professeur Laugier que pour le malade de de Housse.

Résultats physiologiques. — Cette partie de la question a trait à la station et à la marche, c'est-à-dire aux fonctions du pied après l'opération. Les faits, pris en eux-mêmes, donnent d'une manière éclatante la prééminence à la résection sur l'amputation : ainsi l'opéré de de Housse pouvait marcher l'espace de six lieues sans appui et sans se fatiguer; l'opéré de M. Wackley marche très-bien avec un haut talon et à l'aide d'un bâton, les mouvements de flexion et d'extension du pied sont conservés. Ces résultats tant admirables ne sont pas l'œuvre du hasard; je veux faire remarquer qu'ils ressortent des conditions de la station et de la marche à l'état sain, et que par conséquent ils se reproduiront chaque fois qu'on pratiquera la résection soit de la rangée antérieure, soit de la rangée postérieure du tarse. Quel est, en effet, le mécanisme du pied à l'état normal? Dans la station, le pied repose sur le sol en arrière par les tubercules inférieurs du calcanéum, en avant par la ligne des articulations métatarso-plalangiennes, et sur les côtés, en dedans, par l'extrémité antérieure du premier métatarsien, et en dehors par le cinquième métatarsien. Dans la marche, le pied s'élevant du talon vers la pointe, le poids du corps se porte vers l'extrémité antérieure du métatarse, les divers points d'appui qui viennent d'être indiqués se détachent du sol successivement, et l'ensemble des orteils arrive immédiatement au secours de l'équilibre, en remplaçant momentanément les points d'appui de la station. Or, dans l'opération qu'a pratiquée M. Laugier, tous les points sur lesquels repose le pied, soit dans la station, soit dans la marche, sont conservés. Il n'y aura donc rien de surprenant à ce que, dans des cas semblables, la station et la marche s'exécutent avec facilité; la disparition de la voûte plantaire pourra tout au plus entraîner les inconvénients qui appartiennent aux pieds plats.

Dans la résection soit de la rangée postérieure, soit du calcanéum seulement, le point d'appui postérieur disparaît. On pourra toujours le remplacer facilement, comme l'a fait M. Wackley, par un haut talon; tout au plus, le sujet pourrait-il avoir le désagrément d'être obligé de marcher sur la face plantaire des orteils et la tête des métatarsiens, comme s'il était affecté de pied-bot équin, ce qui sera toujours préférable au *résultat* que donne l'amputation sus-malléolaire de la jambe.

La seule condition à remplir pour que les choses se passent ainsi, c'est que la plaie se comble soit par une régénération de l'os, soit par la formation d'adhérences fibreuses résistantes. On a d'autant plus droit d'espérer qu'elle le sera, qu'on respecte un périoste qui, dans la carie, dit M. Nélaton, est plus vasculaire qu'à l'état normal, épaissi, doublé à l'extérieur par une couche de tissu cellulaire induré qui, dans certains cas, prend une apparence cartilagineuse, et qu'en outre la tonicité des tissus rapproche d'une manière incessante d'avant en arrière, comme je l'ai vu, les parties conservées du pied après l'ablation des os intermédiaires. Quant aux amputations partielles, sans même parler du renversement du talon après l'amputation de Chopart, les résultats qu'elles donnent sont trop inférieurs à ceux que je viens de démontrer pour qu'il me soit nécessaire d'en faire l'analyse. L'état des opérés est parfaitement résumé par M. Robert (loc. cit.) dans les phrases suivantes : « Le pied conserve dans la marche l'attitude qu'il a pendant la station. Les opérés le posent à plat, en fauchant un peu ou en se balançant sur les côtés ; ils marchent à peu près comme les cavaliers chaussés de bottes très-épaisses. Tout mouvement de la jambe sur le pied est donc interrompu ; la destruction de la charnière métatarso-phalangienne fait cesser complétement les fonctions de la charnière tibio-tarsienne. » Donc, comme je l'avais avancé d'abord, la suprématie reste acquise tout entière à la résection.

Ici finit la tâche que j'ai entreprise. Je ne veux ajouter que quelques phrases qui résumeront les conclusions éparses dans ce travail.

Ainsi je crois avoir démontré :

1° Que même pour l'opérateur, la résection est moins ardue que l'amputation ;

2° Que les conséquences immédiates possibles sont moins graves après la résection qu'après n'importe quelle amputation du pied ;

3° Que les résultats définitifs fournis par la résection sont et seront toujours de beaucoup supérieurs à ceux que donnent les amputations partielles.

Enfin il me reste un devoir à remplir. Je me suis assuré, par des recherches historiques qu'il est inutile de rapporter, que de tous les chirurgiens qui ont extirpé, soit isolément, soit deux à deux, les divers os du pied, aucun, pas même de Housse, n'a songé à faire de cette pratique une méthode générale de traitement. L'honneur d'avoir formulé le premier la loi appartient donc, de toute évidence, à M. le professeur Laugier.

www.ingramcontent.com/pod-product-compliance
Ingram Content Group UK Ltd.
Pitfield, Milton Keynes, MK11 3LW, UK
UKHW021033260726
13994UKWH00005B/2114

9 782329 159775